QUELS RAPPORTS PEUVENT EXISTER

ENTRE LE

RACHITISME ET LA SYPHILIS

PAR

Le Docteur GIBERT

Membre correspondant de l'Académie de Médecine

HAVRE

IMPRIMERIE DU COMMERCE

3, RUE DE LA BOURSE, 3

1888

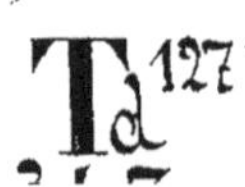

QUELS RAPPORTS PEUVENT EXISTER

ENTRE LE

RACHITISME ET LA SYPHILIS

PAR

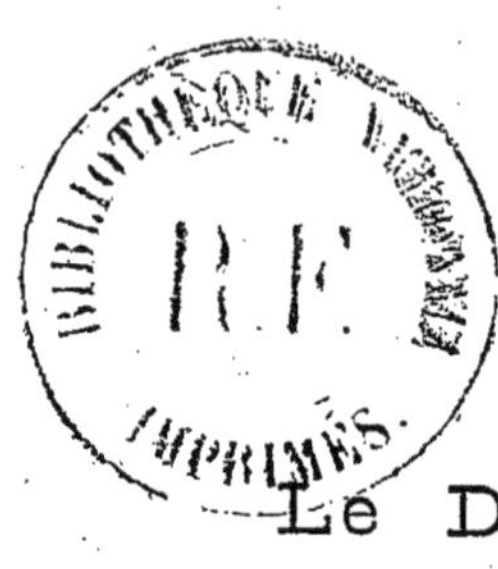

Le Docteur GIBERT

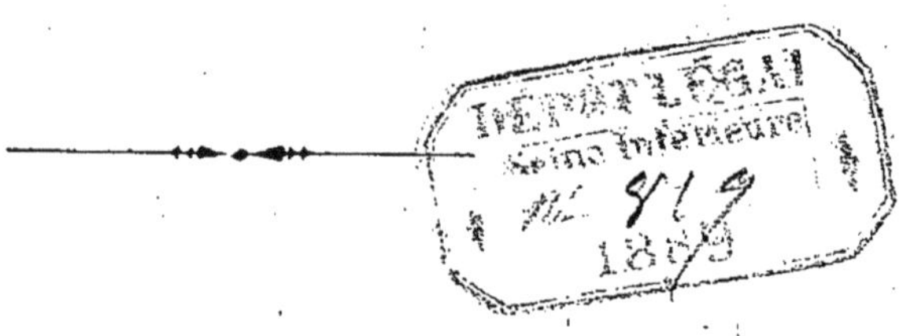

HAVRE

IMPRIMERIE DU COMMERCE

3, RUE DE LA BOURSE, 3

1888

AVANT-PROPOS

Il y a trois ans, l'Académie de médecine mettait pour la seconde fois au concours, la question des rapports du rachitisme et de la syphilis. Le prix fut obtenu par le Dr Cazin, de Boulogne-sur-Mer, qui soutenait la thèse opposée à celle de Parrot. Plusieurs récompenses furent accordées et une entr'autres au mémoire que je publie aujourd'hui et qui soutenait au contraire, en se plaçant au point de vue clinique, que la vérité était dans la relation de cause à effet entre la syphilis héréditaire et le rachitisme. L'Académie en partageant ainsi ses faveurs entre des concurrents plaidant le pour et le contre, montrait nettement qu'elle n'entendait récompenser que la valeur du travail sans prendre parti pour une thèse ou une autre. C'est ainsi du moins que j'ai interprété son jugement.

Si j'ai beaucoup tardé à publier le travail qu'on va lire et dont les parties essentielles avaient déjà paru dans la *Gazette hebdomadaire* (1883) c'est que je désirais procéder à une enquête qui me paraît d'une importance capitale pour juger le problème.

Si le rachitisme est dû à l'alimentation vicieuse des enfants, suivant la doctrine de J. Guérin, on devrait le rencontrer partout où elle est répandue. Or, rien n'est malheureusement plus général que l'élevage anti-physiologique des nouveau-nés dans notre pays.

En Normandie, particulièrement l'élevage au biberon est la règle, l'élevage au sein l'exception. J'ai tort même de parler de l'élevage au biberon; l'usage des soupes, des bouillies de toutes espèces est tellement répandu, qu'il faudra bien des années encore avant que la loi tutélaire Roussel produise des fruits utiles. Il semble donc que si le rachitisme était le résultat de l'alimentation vicieuse, on devrait le rencontrer dans toutes les campagnes de la Normandie et non pas seulement dans les villes. Le nombre d'enfants, mal nourris, qui meurent après avoir été réduits au dernier degré d'inanitiation ou d'athrepsie comme on dit maintenant, est tellement considérable qu'il constitue un fléau public. Comment se fait-il que parmi tous ces enfants il n'y ait pas un cas de rachitisme?

J'ai procédé à une enquête minutieuse dans l'arrondissement du Havre, qui sur une population de 226,484 habitants, compte près de 100,000 habitants des campagnes. Dans toutes ces campagnes, canton après canton, commune après commune, je n'ai pas trouvé un cas authentique de rachitisme, tandis que dès qu'on arrive dans les villes et en particulier dans la ville du Havre, le rachitisme apparaît presque aussi fréquent qu'à Paris. Il me paraît dès lors évident qu'un résultat pareil ne peut s'expliquer que d'une manière : le rachitisme reconnaît une cause spécifique et n'est pas dû à une simple dystrophie physiologique.

J'aurais voulu poursuivre cette enquête dans les départements voisins, mais pour bien des raisons, cela ne m'a pas été possible.

Cependant j'ai profité de mes relations avec M. Henri Monod, quand il était préfet du Finistère, pour lui demander de faire une enquête administrative sur cette question d'un intérêt social et clinique si évident. Avec son zèle habituel il a bien voulu la faire et dans les documents qu'il m'a adressés je suis heureux de trouver un mémoire du Dr Lefebvre, de Morlaix. Je ne puis pas le publier en entier n'en ayant pas demandé l'autorisation à l'auteur, mais je veux en donner les conclusions qui ont d'autant plus d'importance, que le Dr Lefebvre, inspecteur départemental des enfants assistés n'a aucun parti pris dans cette question et qu'il se borne à constater des faits et à en tirer des déductions légitimes.

« S'il en est ainsi, dit le Dr Lefebvre (c'est-à-dire si la doctrine de Parrot est vraie), on peut s'expliquer la rareté du rachitisme dans nos contrées (le Finistère). Ici en effet la syphilis est à peu près inconnue à la campagne, et même à la ville elle est assez rare ou du moins elle l'a été jusqu'à ces derniers temps.

Et plus loin, dit l'auteur :

En résumé : nous avons bien peu de rachitiques dans les campagnes parce qu'on y rencontre très peu de syphilitiques.

Or le Dr Lefebvre est bien placé pour avoir une opinion dont la valeur n'échappera à personne.

Depuis l'année 1865 époque, dit-il, où j'ai commencé à exercer la médecine à Morlaix et dans un rayon de 5 à 6 lieues environ, « rayon qui comporte d'ailleurs des régions de régime assez « varié : des pays de montagne généralement très pauvres, des « communes placées au bord de la mer et jouissant d'une aisance « relative plus grande, dans tous les cas, des villages où les pré- « ceptes les plus élémentaires de l'hygiène étaient absolument « inconnus et où la routine était le seul guide écouté dans l'éducation « physique des enfants, je déclare que si un fait m'a frappé dans « ma pratique, c'est précisément de n'avoir eu que bien rarement « l'occasion de rencontrer, près des familles auxquelles je donnais « des soins, des enfants atteints de rachitisme.

L'expérience du Dr Lefebvre est commune à tous les médecins de campagne que j'ai interrogés, et je n'hésite pas à penser que si le comité supérieur d'hygiène publique voulait préparer un questionnaire pour l'envoyer à tous les médecins des épidémies, et à tous les préfets, pour que l'enquête eut un caractère administratif, on aurait sur cette question des rapports du rachitisme avec la syphilis des documents absolument semblables à celui du Dr Lefebvre.

En terminant, je dois dire que la lecture du consciencieux travail du Dr Cazin ne m'a pas convaincu.

Les travaux de Chossat sur l'inanitiation bien antérieurs à ceux de Parrot, sont de ceux qui ne peuvent pas être réfutés. Bien souvent on a répété les expériences de Chossat, et jamais on n'est arrivé à d'autres conclusions que les siennes, et cependant il a suffi d'une détestable expérience de Jules Guérin, qu'aucun expérimentateur n'a pu reproduire pour faire croire aux médecins des Deux-

Mondes que l'alimentation vicieuse était capable à elle seule de produire une altération du tissu osseux. Que mes lecteurs veuillent bien lire les récents travaux de Charles Richet sur l'inanition chez les animaux et chez l'homme; ils y verront (*Revue scientifique*, 25 mai, 23 juin et 29 juin 1889) que le tissu osseux ne subit aucune modification par le fait de l'inanitiation poussée aussi loin que Chossat l'avait réalisée il y a plus de 30 ans.

Les travaux de Ch. Richet, est-il nécessaire de le dire n'avaient pas pour but d'étudier le rachitisme, mais si dans ses nombreuses expériences il avait rencontré l'altération si caractéristique du rachitisme ne l'eut-il pas vue?

Concluons donc, qu'expérimentalement la doctrine de Jules Guérin est fausse. J'espère que cliniquement le mémoire que je publie achèvera cette démonstration, bien que je confesse qu'il y a des cas difficiles à interpréter.

NOTA. — Au moment de mettre sous presse (20 août 1889) je lis dans les journaux de médecine que le Dr Galliard a fait à l'Association des sciences, une communication qui complète celle qu'il avait déjà publiée et qui, suivant lui, fait justice de la doctrine de Parrot à laquelle il applique l'épithète, peu respectueuse pour l'illustre professeur, de fantaisie clinique. Si Parrot vivait, il est probable que le Dr Galliard se serait servi d'une autre expression.

Voici en résumé son observation :

Un jeune ménage a un enfant qui devient rachitique. Puis le mari contracte un chancre et donne la maladie à sa femme. Deuxième enfant qui est dûment syphilitique, et tout syphilitique qu'il soit, n'est pas rachitique comme le premier né de parents que le Dr Galliard déclare sains, au moment du mariage.

Cette argumentation serait triomphante si la syphilis héréditaire tardive n'existait pas.

Cette année même, 1889, j'ai eu à soigner trois enfants de 9 à 13 ans, qui jusqu'alors n'avaient présenté aucun signe de syphilis ni de rachitisme. L'un d'entre eux a été atteint d'une perforation du voile du palais qui n'a été arrêtée que par l'iodure de potassium à hautes doses (1 gramme par heure).

Que cet enfant devenu adulte se marie, il aura des enfants rachitiques, et sa syphilis héréditaire qui s'est manifestée par des accidents dits tertiaires ne l'empêchera pas de contracter la vérole et d'avoir ensuite des enfants syphilitiques.

L'erreur que commet le Dr Galliard est de ne pas voir que la syphilis est une maladie à longue évolution, et ensuite de croire qu'une première atteinte de syphilis confère une immunité complète. Dans le jeune ménage dont il parle, l'un des conjoints a pu être atteint de syphilis héréditaire et être la cause du rachitisme du premier enfant. Le mari contractant ensuite la syphilis, a engendré un second enfant syphilitique.

Ce n'est pas d'ailleurs avec une observation qu'on résout un problème de cette importance.

QUELS RAPPORTS PEUVENT EXISTER

ENTRE LE

RACHITISME ET LA SYPHILIS

> Est quadam prodire tenus
> Si non datur ultra.
> (HOR.)

Quand l'Académie a mis ce sujet au concours elle connaissait les beaux travaux du professeur Parrot, travaux réunis ces jours derniers par M. le docteur Troisier en un volume intitulé : *La syphilis héréditaire et le rachitisme.*

A l'appui de sa doctrine, Parrot a présenté soit à Londres au Congrès international de médecine, soit à Paris dans différentes sociétés, soit dans son enseignement, une série de pièces anatomo-pathologiques qui, suivant lui, ne peuvent laisser dans l'esprit aucun doute sérieux.

Il est clair que si l'Académie a mis cette question au concours deux années de suite, c'est qu'elle ne juge pas la démonstration de Parrot suffisante ; c'est aussi qu'un grand nombre de médecins ont fait à la doctrine du regretté professeur des objections tirées de l'observation quotidienne, et qui toutes ont pour conclusion que la syphilis ne peut-être tout au plus qu'un des aboutissants du rachitis.

Dernièrement un jeune médecin des hôpitaux de Paris, M. Comby, a même imprimé cette phrase :

« Aucune maladie n'est mieux connue, sinon dans son essence « intime, du moins dans sa cause provocatrice. Tous les médecins « sont d'accord aujourd'hui pour attribuer le rachitisme à l'alimen- « tation vicieuse des jeunes enfants » (Mai 1886).

Il est donc bien évident que l'Académie a désiré solliciter de nouvelles observations et qu'elle ne croit pas la question épuisée par les travaux de Parrot.

Entrant dans l'ordre d'idées de la Commission de l'hygiène de l'enfance, je viens présenter un travail qui traitera la question proposée, presque uniquement au point de vue clinique. Mais avant de donner le résultat de mes observations, il faut en quelques lignes, aussi brèves que possible, résumer l'état de la question au point de vue historique.

Depuis qu'on a observé des enfants noués on s'est attaché à expliquer la courbure de leurs os par le fait d'une alimentation vicieuse. Depuis Boerhaave et Van Swieten en passant par Portal et Boyer, Guersant et Barthez, on a toujours incriminé la misère physiologique pour expliquer le rachitisme. Cette doctrine a reçu une éclatante confirmation par les travaux de Jules Guérin qui, le premier, a bien décrit comme caractéristique du rachitisme la formation d'un tissu nouveau, le tissu spongoïde qui envahit les os longs et, en affaiblissant, et leur consistance et leur résistance, les dispose à subir des courbures variées, dues soit au poids du corps quand les enfants commencent à marcher, soit au poids seul des membres quand ils restent au lit. Bien plus, Jules Guérin a prétendu qu'on pouvait produire ce tissu nouveau, le tissu spongoïde, en nourrissant de jeunes animaux d'une manière spéciale; il a en particulier nourri de jeunes chiens avec de la viande crue et produit toutes les déformations du rachitisme par l'intermédiaire du tissu spongoïde.

Malheureusement cette dernière observation qu'a consacrée la doctrine courante, admise universellement sur l'étiologie du rachitisme, est restée unique. En vain une série d'expérimentateurs ont-ils essayé de reproduire sur de jeunes chiens les altérations du squelette décrites par Guérin, tous ont échoué; Parrot a essayé; Tripier dans un article Rachitisme, et qui notons-le en passant, en écrivant son article à une époque où les travaux de Parrot n'avaient pas paru, n'avait aucun parti pris, Tripier affirme avoir échoué en nourrissant de jeunes chiens comme Guérin l'indique.

Nous-mêmes depuis ces expériences et en soumettant à la ration de misère différents animaux, nous n'avons rien obtenu, pas même la fragilité des os. Jamais nous n'avons vu apparaître le moindre vestige d'un tissu nouveau. Nous sommes donc obligés de dire que l'expérimentation de Guérin, restant unique n'a pas de valeur, car c'est un principe nécessaire que, en fait d'expérimentation, toute observation bien faite puisse être reproduite, quand on se place dans les conditions requises par l'expérimentateur. Que seraient devenues les sublimes découvertes de Pasteur, si personne n'avait pu contrôler, en les reproduisant, ses célèbres expériences.

C'est précisement au moment où dans le monde médical de l'univers entier on peut le dire, la doctrine de la production du rachitisme par l'alimentation vicieuse régnait sans contestation que Parrot vint l'ébranler en établissant les rapports étroits qui existent suivant lui entre la syphilis héréditaire et les déformations rachitiques du squelette.

Parrot a d'abord établi les stigmates indélébiles que la syphilis imprime à l'enfant :

Syphilides de la bouche; en particulier une affection circinée et desquamative de la langue;

Gommes viscérales;

Cicatrices cutanées aux lèvres, aux fesses, au pourtour de l'anus;

Altérations dentaires, atrophie cupuliforme, atrophie sulciforme, atrophie cuspidenne et atrophie en hache.

Ce qu'il est important de noter c'est que dans l'esprit de M. Parrot la succession de ces trois types d'altération osseuse due à la syphilis héréditaire, est constante; que les deux premiers types, appartiennent à la vie intra-utérine et à la première année de la vie et peuvent passer inaperçus et que le 3e constituant les déformations acquises et visibles n'apparaît que vers la 2e année de l'existence, en sorte que la question d'âge des lésions a une importance capitale dans cette étude.

L'intervention de M. Parrot dans l'histoire étiologique du rachitisme, marque une date et les observateurs étonnés d'abord, comme on l'est chaque fois qu'une conquête acceptée est remise en discussion, ont trouvé qu'un certain nombre de faits donnaient raison à la doctrine de Parrot, qu'un très grand nombre paraissait lui donner tort.

En abordant à mon tour ce problème, il me paraît nécessaire, tout d'abord, de déblayer en quelque sorte le terrain de la discussion et de traiter un certain nombre de questions préliminaires sans la solution desquelles le problème reste trop complexe et les conclusions douteuses.

Ces questions préliminaires sont les suivantes :

1° Que faut-il entendre par alimentation vicieuse au point de vue du développement du squelette chez les enfants du premier âge? et comme corollaire:

2° L'alimentation vicieuse, telle qu'on l'entend dans la langue médicale courante, conduit-elle au rachitisme ?

3° Les enfants mal nourris, soumis à de mauvaises conditions hygiéniques, atteints d'entérite infantile, présentent-ils jamais des os rachitiques ?

4° Des enfants bien nourris, d'une très bonne santé, allaités soit au sein, soit au biberon, qui sont gros et gras peuvent-ils être ou devenir rachitiques?

5° L'ostéomalacie de l'enfant existe-t-elle ? Peut-elle expliquer un certain nombre de cas attribués au rachitisme?

PREMIÈRE ET DEUXIÈME QUESTIONS

QUE FAUT-IL ENTENDRE PAR ALIMENTATION VICIEUSE AU POINT DE VUE DU SQUELETTE CHEZ LES ENFANTS DU PREMIER AGE, ET COMME COROLLAIRE :

L'ALIMENTATION VICIEUSE TELLE QU'ON L'ENTEND DANS LE LANGAGE MÉDICAL COURANT CONDUIT-ELLE AU RACHITISME ?

L'alimentation vicieuse relativement à la formation du squelette est celle qui ne fournit pas aux actes nutritifs la somme nécessaire d'acide phosphorique et de chaux. Il est clair que si on suppose un instant une nourriture telle, qu'elle ne contient ni chaux ni phosphore, le squelette restera mou, c'est-à-dire privé du caractère du tissu osseux : la dureté et la consistance. Cette hypothèse ne peut jamais se vérifier complètement puisque tous les aliments, quels qu'ils soient, tirés du règne végétal ou du règne animal contiennent des phosphates ; mais elle peut se vérifier cependant comme nous le verrons plus loin au point de produire une maladie mal étudiée chez les enfants, l'ostéomalacie. Mais cette vue générale ne peut nous suffire ; il faut entrer dans une étude complète des facteurs du problème.

Le lait de femme qui est le plus riche en phosphates, laisse à l'incinération 1 gr. 80 de cendres par litre (Gautier), lesquelles contiennent environ 70 0/0 de phosphate de chaux (Vernois et Becquerel), soit 1 gr. 26 de phosphate de chaux par litre ou 0 gr. 63 d'acide phosphorique.

Ces chiffres sont sensiblement au-dessous de ceux qui sont admis par la généralité des médecins, mais ils résultent des derniers travaux faits sous l'inspiration de M. Wurtz.

Rappelons ici pour n'y pas revenir que le lait de vache contient près d'un quart de moins de phosphates que le lait de femme.

Il suit donc de ces chiffres qu'un enfant à la mamelle de quatre mois par exemple, qui fait 8 tetées par 24 heures, et absorbe ainsi environ 1 litre 300 grammes, a à sa disposition 1 gr. 68 de phosphates ou 0 gr. 84 d'acide phosphorique.

Je n'ai trouvé nulle part, faute peut-être d'une bibliothèque suffisante, la quantité de phosphates qu'un enfant de cet âge (4 mois) perd par les urines et les fèces. J'ai donc dû faire cette recherche et je suis arrivé aux chiffres suivants :

Un enfant de quatre mois, à la mamelle exclusivement, très bien portant, tetant 10 fois dans les 24 heures, prend dans sa journée 900 grammes de lait, c'est-à-dire 0 gr. 567 d'acide phosphorique.

Il perd environ 500 grammes d'urine contenant 0,225 d'acide phosphorique ; il perd par les excréments 0 gr. 138 d'acide phosphorique.

Soit :	Urines	0 gr. 225
	Excréments	0 — 138
	Total....	0 — 363

Soit sur 900 grammes de lait (équivalant à 0 gr. 567 d'acide phosphorique), il utilise 0,204 d'acide phosphorique dans les 24 heures.

Si donc, dans les 24 heures, un enfant de quatre mois absorbe avec le lait maternel 1 gr. 68 de phosphates et s'il en perd tant par les urines que par les garde-robes 0 gr. 363, il en résulte que son squelette pour s'accroître d'une façon physiologique, emploie dans cet espace de temps le chiffre de 0,408 en phosphates et de 0,204 en acide phosphorique.

Le lait de femme doit nous servir de type pour apprécier ce qu'il est nécessaire qu'un enfant nourri, soit avec du lait de vache, soit avec différentes bouillies tirées du règne végétal, prenne dans les 24 heures, pour l'accroissement du squelette.

Lait de vache. — L'enfant devra en prendre entre un tiers et un quart de plus que le lait de femme; et par conséquent c'est une grande erreur qu'on commet en le coupant d'eau, qui l'affaiblit et lui ôte ses propriétés nutritives osseuses. Si le coupage avec l'eau le rend plus digestible il l'affaiblit trop.

Pain. — Le pain laisse à l'incinération environ 0 gr. 612 de cendres (Gautier) contenant environ 50 0/0 d'acide phosphorique. Il faudra donc 206 grammes de pain pour représenter la même quantité de phosphate que celle contenue dans un litre de lait de femme.

Croûte de pain seule. — La croûte laisse en cendres 0 gr. 866 contenant environ 50 0/0 d'acide phosphorique, soit 0 gr. 433. Il faudra donc 150 gr. de croûte de pain pour remplacer un litre de lait.

Mie de pain seule. — La mie laisse à l'incinération 0 gr. 546 de cendres, contenant environ 50 0/0 d'acide phosphorique, soit 0 gr. 273; il faudra donc environ 230 grammes de mie de pain pour remplacer un litre de lait.

Farine de froment. — Laisse à l'incinération 0,850 de cendres contenant 43,7 0/0 d'acide phosphorique, soit 0 gr. 371. Il faudrait 166 grammes de farine de froment pour remplacer un litre de lait.

Farine d'avoine. — Laisse à l'incinération 3,98 de cendres contenant 15 0/0 d'acide phosphorique, soit 0,597. Il faudra donc environ 107 gr. de farine d'avoine pour remplacer un litre de lait.

Farine d'orge. — La farine d'orge laisse 3,33 de cendres contenant 39 0/0 d'acide phosphorique, soit 1,298. Il faudra donc environ 50 gr. de farine d'orge pour remplacer un litre de lait.

Farine de pois. — La farine de pois laisse 3,29 de cendres contenant 34 0/0 d'acide phosphorique, soit 1,118. Il faudra donc 57 gr. de farine de pois pour remplacer un litre de lait.

Farine de lentilles. — La farine de lentilles laisse à l'incinération 2,06 de cendres contenant 30 0/0 d'acide phosphorique, soit 0,618. Il faudra donc 100 grammes de farine de lentilles pour remplacer un litre de lait.

Farine de fèves. — La farine de fèves laisse à l'incinération 2 gr. de cendres contenant 38 0/0 d'acide phosphorique, soit 1,14.

Il faudra donc 55 gr. de farine de fèves pour remplacer un litre de lait.

Farine de maïs. — La farine de maïs laisse à l'incinération 2 gr. de cendres contenant environ 50 0/0 d'acide phosphorique, soit 1 gr. Il faudra donc 63 grammes de farine de maïs pour remplacer un litre de lait.

Nous disposons en tableau, par ordre de richesse, les chiffres précédents et nous trouvons que :

Pour remplacer un litre de lait de femme, il faut :

50	grammes de	Farine d'orge.
55	»	Farine de fèves.
57	»	Farine de pois.
63	»	Farine de maïs.
100	»	Farine de lentilles.
107	»	Farine d'avoine.
166	»	Farine de froment.
150	»	Croûte de pain.
206	»	Pain (mie et croûte).
230	»	Mie de pain.

La viande de bœuf ne contenant que 0,40 d'acide phosphorique, il faudrait près de 2 litres de bouillon pour remplacer un litre de lait.

Il suit de l'étude de ce tableau (dont les chiffres sont tirés de Gautier, Boussingault et Becquerel, et ont été vérifiés par un chimiste distingué de notre ville) (1) que dans cette question comme dans beaucoup d'autres, en fait d'alimentation, l'instinct populaire a devancé la science. Les bouillies peuvent être et sont le plus souvent suffisantes pour la consolidation du squelette et dès lors l'alimentation exclusive par les bouillies, ou mixte, comme elle l'est le plus souvent (lait de femme, lait de vache et bouillies) est

(1) M. Delarue, chef du Laboratoire municipal de la ville du Havre.

une alimentation physiologique quant à l'accroissement du squelette.

La plus défectueuse alimentation sera donc celle qui donnera à l'enfant une bouillie faite avec du pain delayé dans de l'eau, et c'est en effet dans ces circonstances que l'ostéomalacie peut s'établir.

Mais quelles sont donc les habitudes de notre peuple, soit de la ville, soit des campagnes? Les soupes données à l'enfant sont le plus souvent faites avec du pain passé au four, avec de la croûte de pain ordinaire, ou avec des farines prises chez l'épicier et qui sont fournies par l'industrie.

Parmi ces farines, la farine d'orge et celle d'avoine sont les plus répandues. Les produits alimentaires complexes telles que la farine lactée de Nestlé contiennent avec de la poudre de lait une notable quantité de croûte de pain râpée et renferme une quantité suffisante de phosphates.

J'ai donc le droit de conclure que l'alimentation vulgaire habituelle, celle qui est donnée à la grande majorité des enfants de la France, n'est pas vicieuse quant à la quantité de phosphates nécessaires à l'accroissement du squelette.

Si cette alimentation est détestable au point de vue du tube digestif de l'enfant, si elle est la cause des 97 centièmes des entérites mortelles qui déciment la population de nos villes et de nos campagnes et nous empêchent ainsi de maintenir le taux de notre population générale à un chiffre normal et satisfaisant, ce n'est pas elle qui produit la faiblesse du squelette.

Cependant j'étudierai plus loin la question de l'ostéomalacie qui se relie directement à celle d'une insuffisante quantité de phosphates fournie à l'enfant.

TROISIÈME QUESTION

LES ENFANTS MAL NOURRIS, SOUMIS A DE MAUVAISES CONDITIONS HYGIÉNIQUES, ATTEINTS D'ENTÉRITE INFANTILE, PRÉSENTENT-ILS JAMAIS DES OS RACHITIQUES ?

C'est l'opinion courante. C'est celle du docteur Comby qui l'a soutenue dans les Archives de médecine et tout récemment dans son Rapport sur le Dispensaire de la Villette; mais il est clair qu'en raisonnant comme le Dr Comby on fait une pétition de principes. Dès qu'un enfant rachitique est amené au Dispensaire de la Villette ou aux différents hôpitaux d'enfants, il suffit qu'on sache par la mère que l'enfant prend des bouillies depuis l'âge de 2, 3 ou 4 mois pour qu'on dise : alimentation vicieuse donc rachitisme. A ce compte-là on pourrait attribuer toutes les maladies diathésiques de l'enfance à l'alimentation vicieuse. La vérité est qu'on s'enquiert rarement, si jamais on le fait, d'une autre cause que de cette cause banale de l'alimentation mauvaise. Il faut procéder autrement si l'on veut arriver à la vérité; il faut non pas une observation et même une recherche faites au domicile de l'enfant; il faut examiner avec soin tous les enfants de la même famille et alors seulement on peut conclure. Les grandes familles et il y en a beaucoup chez les plus pauvres sont celles qu'il faut étudier à ce point de vue tout spécial.

Voici par exemple :

OBS. I. — *Famille très pauvre, 14 enfants; alimentation vicieuse; pas de rachitisme.*

La famille Fo...., rue G., n° 1.

La rue est affreuse, il n'y pénètre jamais de soleil, le logement de la famille est au rez-de-chaussée, le sol est humide. Le père, journalier, gagne 5 fr. par jour ; il est inscrit au bureau de bienfaisance. Il a eu 14 enfants, 3 sont morts en très bas-âge d'entérite, de misère ; un 4e, une fille à 7 ans, de méningite tuberculeuse.

Les dix autres vivants sont élevés de la façon la plus déplorable au point de vue de l'alimentation. La mère essaie chaque fois de nourrir, mais son lait quand elle en a, n'empêche pas l'addition des bouillies faites avec du pain, et des pommes de terre. Les enfants ont tous présenté dans leur santé des désordres tenant soit à des entérites multipliées, soit au lymphatisme, soit à des bronchites ; mais chez aucun, il n'y a jamais eu de courbure des os, et cependant toutes les conditions requises pour la production du rachitisme sont réunies ; pas de soleil ; pas de feu l'hiver ; humidité du logement ; alimentation absolument vicieuse.

. . . .

Obs. II. — *Observation d'une nombreuse famille de très pauvres gens, composée de neuf enfants vivants, tous nourris de la manière la plus défectueuse, et dont aucun ne présente de rachitisme.* — (Observation recueillie par le Dr Darène, de Belloy).

Le père de famille a eu la main droite enlevée par un accident ; son infirmité le met dans l'impossibilité de pourvoir par son travail aux besoins de sa nombreuse famille. Ces malheureux n'ont d'autres ressources que celles que leur procurent le travail de la mère et celui d'un garçon de 16 ans ; il faut y ajouter les secours du bureau de bienfaisance.

L'alimentation ordinaire de la famille consiste entièrement en pommes de terre et en légumes secs, sans même la quantité de pain nécessaire à un si grand nombre de bouches.

La mère a eu 13 enfants, quatre sont morts, l'un d'entérite infantile, l'autre de dépérissement par inanition, les deux autres d'angine diphtéritique.

Les neuf autres ont été nourris au sein pendant quelques semaines seulement, et pendant cette période même la mère donnait toujours et dès les premières semaines de la soupe aux pommes de terre, son lait se tarissant de suite. Tous ces enfants nourris de la façon la plus déplorable ont eu une enfance difficile ; ils ont tous été chétifs et misérables, et ne se sont fortifiés qu'à partir de l'âge de 5-6 ans. Aucun d'eux cependant, même parmi les plus chétifs, n'a présenté de rachitisme, ni d'altération quelconque du système osseux.

Il serait facile de multiplier ces exemples. Je veux apporter à l'appui de cette thèse que l'alimentation vicieuse à elle seule ne produit pas le rachitisme, l'observation de la colonie bretonne du Havre. J'ai été aidé dans cette recherche par les docteurs Lecène et Lorentz. Les bretons du Havre habitent dans le quartier Saint-François les rues les plus étroites, les plus humides, les plus infectes de la ville, et en particulier les rues d'Edreville et du Petit-Portail. On observe dans cette population composée d'une centaine de ménages, tous les degrés de la scrofule, toutes les maladies de peau, engendrées par une saleté proverbiale et des habitudes séculaires de mauvaise alimentation ; *le rachitisme y est très rare* et toujours une exception.

Enfin et toujours dans la même ville du Havre on peut faire une étude comparative des plus intéressantes entre les deux dispensaires d'enfants qui y sont en activité.

L'un, celui de la rue Saint-Quentin dessert la vieille ville (canton sud) ou la population indigente est de 7,33 pour cent. L'autre dessert le canton Est où cette population est de 7,37 pour cent.

Dans les deux quartiers la classe pauvre, est-il besoin de le dire, a les mêmes habitudes quant à l'alimentation des enfants. Peu de mères nourrissent leurs enfants ; le biberon et les soupes données prématurément sont la méthode universelle de l'élevage des enfants. Mais il y a une grande différence entre ces deux quartiers si l'on étudie de quelle manière vivent les pères de famille. Dans la vieille ville, canton Sud, on trouve des ouvriers de port, des marins, des journaliers. Dans le canton Est, des ouvriers sédentaires employés aux grands ateliers de l'Eure. Dans la vieille ville une foule de maisons de tolérance et la syphilis très répandue; dans le canton Est pas de maisons de tolérance et une vie très régulière des chefs de famille et des femmes.

Or, il se trouve que pour le même nombre d'enfants soignés dans les deux dispensaires le nombre des syphilitiques et des rachitiques est bien différent.

Tandis qu'au dispensaire de Graville le Dr Lorentz sur 1808 enfants (année 1884), compte 26 cas de syphilis

et 14 — de rachitisme,

au dispensaire de la rue Saint-Quentin le docteur Gibert sur 1800 enfants, compte 81 cas de syphilis

et 34 — de rachitisme.

Si l'alimentation vicieuse était la cause exclusive du rachitisme, il n'est pas admissible que sur près de 4000 enfants, dont un grand nombre succombe à l'athrepsie, il ne se présentât qu'un si petit nombre de rachitiques, et d'autre part il ne devrait y avoir qu'une différence inappréciable dans le nombre des rachitiques des deux quartiers de la ville.

Je conclus donc que l'alimentation vicieuse des enfants, qui règne dans la ville du Havre, n'est pas la cause du petit nombre des rachitiques qu'on y observe, et que, d'autre part, il existe un rapport évident entre le nombre des syphilitiques et celui des rachitiques dans le quartier de la vieille ville.

Est-ce seulement au Havre qu'on peut voir l'inexactitude d'un rapport entre l'alimentation vicieuse et le rachitisme ? Certainement non; toute la Normandie a la funeste habitude de l'élevage au petit pot; partout le biberon aussi bien dans la Seine-Inférieure, que dans l'Eure, le Calvados, l'Orne et la Manche. Avec le biberon l'usage des soupes faites au pain ou à la farine, ou avec des fécules diverses. Partout, par conséquent, en Normandie on devrait trouver un nombre considérable de rachitiques dans les campagnes. Or, c'est le contraire qu'on observe. Le rachitisme est rare dans les campagnes, inconnu dans beaucoup d'entre elles; le rachitisme ne s'observe sur une grande échelle que dans les villes, là où sont réunies toutes les conditions sociales qui président à la production de la syphilis.

Une enquête faite à ce sujet par les médecins des épidémies, et provoquée par l'Académie de médecine, permettrait d'établir une statistique à l'abri des fluctuations des opinions individuelles.

QUATRIÈME QUESTION

DES ENFANTS BIEN NOURRIS, D'UNE TRÈS BONNE SANTÉ, ALLAITÉS SOIT AU SEIN, SOIT AU BIBERON, QUI SONT GROS ET GRAS PEUVENT-ILS ÊTRE OU DEVENIR RACHITIQUES ?

Je réponds par l'affirmative à cette question.

On observe souvent des enfants d'une santé superbe dont le squelette est malade, et présente des épiphyses volumineuses et des diaphyses tordues.

On trouvera dans la suite de ce mémoire une série d'observations qui justifient cette proposition.

CINQUIÈME QUESTION

L'OSTÉOMALACIE DE L'ENFANT EXISTE-T-ELLE ? PEUT-ELLE EXPLIQUER UN CERTAIN NOMBRE DE CAS ATTRIBUÉS AU RACHITISME

L'ostéomalacie doit être envisagée comme une simple hypotrophie osseuse ; c'est un processus physiologique et non pathologique. Si nous supposons, comme nous l'avons fait au début de ce travail, un enfant nourri d'une manière tout à fait vicieuse au point de vue des phosphates, il aura un squelette mou, sans consistance, et ses déformations seront dues aux pressions exercées sur lui soit par les pièces de la couchure, s'il reste dans son berceau, soit par les bras de la mère, s'il est tenu sur les bras.

Un os d'enfant qui n'a pas une quantité suffisante de sels calcaires est un os qui subit les courbures qu'on lui imprime.

L'observation suivante déjà publiée en est une preuve.

Obs. III. — Deux petites jumelles nées le 7 juin 1882 sont les filles d'un Anglais Mot... et d'une Anglaise. Les trois premiers enfants sont superbes de santé et ne représentent aucune déformation du squelette.

Après la naissance de 3° enfant, la mère s'adonne à la boisson et la misère entre dans le ménage. Tout l'argent donné par le père est dépensé en eau-de-vie, en sorte que les petites jumelles sont littéralement alimentées avec de l'eau panée ou de la bouillie faite avec de la farine de pois dans laquelle il entre plus d'eau que de farine. La conséquence inévitable fut une émaciation effroyable des deux jumelles, que le père place enfin chez une nourrice pour les enlever aux mauvais soins de la mère. Quand le Dr Lorentz, du

Havre, et le Dr Gibert les observent ils les trouvent dans un état de maigreur extrême : l'une, Hélène, a les os normaux et durs ; l'autre, Ada, a tous les os du squelette mous : « L'absence de sels calcaires « donne aux os longs une flexibilité telle qu'on peut les courber « dans tous les sens. Les os plient sous l'effort comme une ba- « guette de coudrier et gardent la courbure qu'on leur donne, « tantôt dans un sens, tantôt dans le sens opposé. L'humérus seul « à droite comme à gauche résiste plus que les autres os longs. Le « crâne ne présente aucune déformation et les os y sont durs. Le « thorax est aplati comme un accordéon ; c'est qu'il s'est moulé « sur la couche et il est visible qu'il en a gardé l'empreinte ».

L'Ostéomalacie peut atteindre le fœtus qui arrive alors au monde avec un squelette tout particulier.

L'observation suivante, qui présente beaucoup d'intérêt à d'autres points de vue, en est un exemple.

Obs. IV. — L'enfant A. M. naît en 1860 ; à sa naissance elle présente un crâne tout à fait spécial, nulle part on ne trouve de tissu osseux, si ce n'est le temporal qui est développé normalement au niveau de l'apophyse mastoïde. Les frontaux ne présentent de partie osseuse que pour former la paroi supérieure de l'orbite ; pas trace de pariétal, l'aile temporale manque, l'occipital n'existe qu'à sa base.

Les os des membres sont mous et sans consistance. On n'ose pas soulever l'enfant.

Je ne vois l'enfant que plus tard, et je donne ici sa photographie à une époque où j'avais constaté l'absence complète de clavicule. Il s'agissait donc d'une enfant aclaviculée.

A 15 ans elle a succombé à une ostéomyélite aiguë spontanée du fémur.

L'ostéomalacie des enfants est donc la seule affection osseuse qui réponde rationnellement et physiologiquement à l'absence de sels calcaires dans les aliments. Comme elle a été peu recherchée jusqu'ici elle n'occupe pas la place qu'elle mérite dans la clinique infantile. Il me paraît évident qu'un certain nombre de courbures des os n'a pas d'autre cause. J'ai observé en effet des courbures de la partie moyenne des tibias, sans gonflement des épiphyses, courbures me paraissant dues à l'habitude d'asseoir des bébés dans des chaises à barettes. La jambe de l'enfant assis, vient frapper la barette par sa face postérieure et le tibia s'incurve de telle sorte qu'il présente une courbure à convexité antérieure ; tandis que la plupart des déviations rachitiques sont latérales.

Ces questions préliminaires étudiées j'entre dans l'étude directe de la question et je dois dire que je me sers pour ce travail des éléments que j'ai trouvés au Havre dans les deux dispensaires qui y sont établis, et de ceux que j'ai trouvés dans ma propre clientèle.

Je diviserai mon sujet, comme je l'ai fait tout à l'heure, en un certain nombre de questions et de chapitres en ayant soin de montrer, au point de vue clinique, toutes les difficultés du sujet.

I. — LA PSEUDO-PARALYSIE INFANTILE DE PARROT CONDUIT AU RACHITISME

Parrot a décrit sous le nom de pseudo-paralysie, une ostéite généralisée, frappant tous les os du squelette et due uniquement à la diathèse syphilitique héréditaire.

En réalité l'enfant n'est pas atteint de paralysie, les muscles sont dans un état d'intégrité absolue, et si l'enfant a toute l'apparence d'un paralytique ce n'est qu'une apparence. Il me paraît regrettable en pathologie de se servir d'expressions qui ne sont pas exactes et de dénommer une maladie par un seul de ses phénomènes. Il serait dès lors plus rationnel de substituer au mot de pseudo-paralysie celui de : *Ostéite syphilitique généralisée des enfants.* On a publié déjà plusieurs observations qui ont attiré l'attention. En voici une nouvelle.

Obs. V. — L'enfant Const... est fils d'un père jeune, bien portant actuellement, mais qui a eu la syphilis il y a 3 ans. La mère, jeune femme de 23 ans, est parfaitement portante ; elle a nourri son enfant au sein, puis au bout de six semaines au biberon, parce que son enfant ne venant pas bien elle supposait que son lait était mauvais.

Pendant les premières semaines l'enfant n'a rien présenté d'anormal si ce n'est un bouton rouge, dit la mère, à la joue droite qui s'est creusée et qui a mis beaucoup de temps à se cicatriser. Ce n'est que vers la fin du 2me mois que la face devient malade ; puis toute la peau se recouvre de taches et enfin l'enfant poussant des cris continuels la mère se décide à appeler un médecin.

Quand je le vois, le bébé a 3 mois 1/2. La face présente le type cachectique si connu des syphilitiques. Les narines à leur ouverture sont crevassées, et il sort des fosses nasales un liquide séreux continuel ; les lèvres sont fendues de crevasses profondes ; les paupières sont malades, rouges, et une conjonctivite datant déjà de plusieurs semaines produit une sécrétion abondante de mucus épais.

Toute la surface du corps est couverte d'une éruption polymorphe où dominent des plaques lenticulaires de couleur sombre. L'anus, le rectum présentent des ulcérations profondes. La peau des mains, celle des pieds, des orteils et des doigts est en pleine desquamation.

L'enfant pousse des cris incessants ; si on le laisse dans une immobilité absolue et qu'il réussisse instinctivement à ne pas faire de mouvements, les cris cessent.

Quand il est tout à fait nu, ce qui frappe d'abord c'est l'aspect d'immobilité de tous les membres. L'enfant est couché sur le dos ; les bras immobiles pendant le long du tronc ; les membres abdominaux sont également inertes.

Aux avant-bras, aux cuisses, aux jambes, on observe un œdème qui donne aux 4 membres un volume très exagéré ; dès qu'on touche l'un quelconque des membres, l'enfant pousse des cris aigus. Par la palpation on constate bien vite que tous les os longs sont gonflés, épaissis, extrêmement douloureux à la moindre pression. Si l'on soulève un membre il retombe de tout son poids ; mais si l'on veut s'assurer qu'il n'y a pas de paralysie, il suffit de faire contracter tous les muscles les uns après les autres par une excitation directe.

Les épiphyses sont encore plus gonflées et plus douloureuses que les diaphyses, et il semble qu'il y ait un degré évident d'arthrite à l'épaule, au coude et au genou, sans qu'il soit possible cependant de constater la présence d'un liquide dans les différentes jointures.

Le crâne est déformé très sensiblement, les bosses pariétales et frontales sont saillantes et donnent à la tête cet aspect natiforme décrit par Parrot.

On se trouve donc en présence d'un enfant atteint de syphilis héréditaire aiguë, qui a envahi tous les tissus ; j'ajoute que la langue présente la lésion si discutée de la desquamation circinée.

Cet enfant est soumis de suite à l'usage de la liqueur de Van Swieten, à très petites doses, mais répétées d'heure en heure (15 grammes de liqueur Van Swieten sur 100 gr. d'eau à prendre à chaque tetée par 2 ou 3 gouttes).

La mère a cessé de donner le sein ; elle n'est pas contaminée. Elle donne le biberon, mais comme elle est intelligente, il est facile de lui faire comprendre que ses soins seuls, et de tous les instants peuvent sauver son enfant.

Sans entrer dans des détails inutiles au but que je me propose ici, il me suffit de dire que la syphilis cutanée et muqueuse s'est vite amendée, que l'ostéite a évolué vers la guérison. Mais le squelette a gardé les traces indélébiles de la lésion osseuse, et l'enfant qui a aujourd'hui 2 ans présente tous les caractères du rachitisme confirmé, comme le montre la photographie ci-jointe.

Obs. VI. — L'enfant Pol..., demeurant rue Caroline, 20, est la fille d'une mère très saine qui a épousé en secondes noces un employé de commerce qui était encore en traitement 4 mois après qu'il avait contracté un chancre induré.

Le 1er enfant vient mort au monde avec une desquamation générale.

Le 2me qui fait le sujet de cette observation, a d'abord été soigné par le docteur X.... qui, se trouvant en présence d'un enfant dont les jointures sont malades, croit avoir affaire à un cas singulier de rhumatisme articulaire.

Quand je vois l'enfant, il a 2 mois, il est nourri au biberon. Tout son corps présente les lésions d'une syphilis grave qui a surtout envahi le pourtour des ouvertures naturelles. Mais ce qui est caractéristique, c'est l'immobilité absolue des membres, leur volume, l'œdème sous-cutané, et le développement des cris à la moindre pression des membres.

La guérison a été obtenue par les mêmes moyens et au bout d'un an l'enfant n'a plus aucune trace de syphilis, mais tous les os sont rachitiques, et bien qu'il n'ait pas marché, les deux tibias offrent cette courbure de leur tiers inférieur que le poids du pied suffit à expliquer.

Obs. VII et VIII. — Deux frères Steh..., l'aîné distant de 3 ans du cadet. Tous deux ont présenté l'état de pseudo-paralysie, mais l'aîné n'a eu que les bras atteints et le cadet les deux membres abdominaux ; chez l'aîné l'ostéite humérale épiphysaire a donné lieu à un abcès de l'épaule qui a guéri.

Ces deux enfants sont rachitiques d'une manière manifeste.

Le père est atteint de syphilis constitutionnelle ancienne, a eu des gommes viscérales.

La mère est bien portante.

Je conclus de ces observations que, lorsque les enfants sont atteints de la pseudo-paralysie syphilitique, ils présentent les déformations rachitiques.

II. — Série d'observations ou l'on voit a la fois des signes certains de syphilis et des déformations rachitiques

Rachitisme et syphilis concomitants.

Obs. IX. — Louis S..., fils d'un père cuisinier à bord de navires; d'une mère qui ne présente que de l'alopécie précoce comme signe de syphilis.

Enfant nourri au sein jusqu'à l'âge de 18 mois, habitation saine, passe l'été au bord de la mer à Villers-sur-Mer. A 15 mois, la mère appelle le docteur Lorentz, qui constate des plaques muqueuses autour de l'anus et une syphilis desquameuse manifeste.

Quelque temps après double kératite spécifique.

L'enfant marche à 19 mois, à 2 ans on observe l'invasion du rachitisme; chapelet costal, étranglement thoracique, gonflement épiphysaire des tibias, des radius ; crâne peu atteint.

M. Lorentz soumet l'enfant au sirop de Gibert et à l'âge de 3 ans 1/2, après 18 mois de traitement, toute lésion osseuse a disparu.

Obs. X. — Cho.... Père a eu un chancre au service ; mère robuste.

1er enfant mort à 6 semaines avec tous les signes de la syphilis grave.

Le 2e qui fait le sujet de cette observation est très fort, très robuste à sa naissance ; à six semaines enchifrènement du nez, plaques muqueuses à l'anus, plaques lenticulaires aux fesses. A 5 mois, au moment de l'observation, fentes labiales et nasales profondes, plaques d'ichthyose suspectes aux avant-bras. Au 6e mois déformations graves du squelette, toutes les articulations sont prises. Liqueur Van Swieten, puis sirop de Gibert.

Au 7e mois les accidents aigus ont disparu, mais les déformations rachitiques persistent.

Cette observation pourrait se rapprocher à juste titre de celles de la pseudo-paralysie.

Obs. XI. — Lef..., Edmond, 6 ans.

Antécédents : Coryza infantile de longue durée ; cicatrices fessières encore visibles, se présente pour se faire guérir d'une gomme de la jambe gauche.

Rachitisme costal très accentué, double genu valgum.

Obs. XII. — Por..., Alphonse, 2 ans, nourri au biberon.

Antécédents : nez écrasé à sa racine, long écoulement par les narines depuis sa naissance, cicatrices fessières très évidentes.

Rachitisme modéré de tous les os longs.

Obs. XIII. — Guer.., Marie, 2 ans. Allaitement mixte, apparence superbe comme santé générale.

Antécédents : coryza chronique de la petite enfance. Syphilides cutanées.

Rachitisme modéré des membres et du thorax.

Obs. XIV. — Mac Fa..., Albert, 17 mois. Apparence superbe, élevé au biberon. Antécédents : père syphilitique de son propre aveu ; tous ses enfants (cinq) ont présenté des signes de vérole.

Celui-ci, Albert, a été le moins atteint de tous, mais on trouve encore des cicatrices fessières évidentes.

Rachitisme. Crâne natiforme. Tibias courbés. Radius épais.

Obs. XV. — Damo..., Emélie, 21 mois, biberon. Antécédents : Cicatrices anales, périanales.

Rachitisme. Crâne natiforme. Torsion des tibias, double genu valgum.

Obs. XVI. — Mich..., Blanche, 14 mois.

4 enfants tous soignés pour des syphilides. Celle-ci a eu les parties génitales couvertes de papules syphilitiques à 6 mois.

A suivi le traitement spécifique.

Rachitisme actuel. Étranglement thoracique, chapelet costal, épiphyses volumineuses.

Obs. XVII. — Segui..., Aimée, biberon, 4 mois. Couverte de plaques syphilitiques à toutes les ouvertures, teint cachectique. Traitement spécifique. A l'âge de 15 mois guérie des accidents syphilitiques.

Rachitisme. Crâne énorme, natiforme ; pas de rachitisme des membres.

Obs. XVIII. — Rever..., Emmanuel, 4 ans, biberon. Antécédents : Dactylite spécifique à un an ; dents ulcérées cupuliformes.

Rachitisme. Tibias, radius, crâne avec synostoses épaisses.

Obs. XIX.

Delar....... { Annette, Ferdinand, Marie, Berthe.

Cette famille présente ceci de remarquable que l'aînée, Annette, 8 ans, ne présente aucun signe de syphilis ni de rachitisme.

Les trois autres présentent tous trois du rachitisme aux membres, au thorax et Marie en plus au crâne. Tous trois ont les dents malades. C'est le seul signe de syphilis.

Tous quatre ont été élevés au sein et dans d'excellentes conditions, et les parents sont dans l'aisance.

Aucun signe de syphilis chez les parents.

Obs. XX. — Sim..., Eugène, 8 mois, élevé au sein.

Coryza suspect, cicatrices fessières. Crâne natiforme.

Obs. XXI. — Schn..., Georges, 15 mois, sein. Larges ulcérations scrotales, cicatrices fessières manifestes.

Crâne natiforme.

Obs. XXII. — Lebour, Émile, 6 semaines, sein. Est venu au monde avec des courbures rachitiques manifestes des tibias et un gonflement périostique du fémur.

Syphilides cutanées et muqueuses.

A été perdu de vue. Je ne donne cette observation que pour établir la possibilité d'un rachitisme intra-utérin.

Obs. XXIII. — Perro..., Henriette, 14 ans 1/2.

Famille composée de 7 enfants, père et mère d'apparence très sains.

Sur les 7 enfants, deux sont rachitiques, l'aînée Henriette et le 6e Léon.

Henriette présente comme accidents syphilitiques, fissures profondes de la langue et des lèvres. Dents malades : les deux incisives supérieures cupulliformes, érosion des incisives inférieures. 1re molaire supérieure gauche atrophiée, grosses molaires cariées.

Comme accidents rachitiques, gonflement énorme des poignets, des épiphyses tibiales inférieures, genu valgum à gauche.

Léon, 4 ans, présente les mêmes lésions dentaires que sa sœur, et la même fissure profonde transversale de la langue.

Rachitisme, tous les os sont atteints.

Les cinq autres enfants ne présentent aucun signe de syphilis ni de rachitisme.

Tous les enfants ont été nourris au sein avec addition de bouillies. Tous sont d'ailleurs parfaitement portants.

Je reviendrai sur cette intéressante observation quand il s'agira de la transmission syphilitique à des âges différents de contamination syphilitique.

Obs. XXIV. — Tra..., Georges, 4 ans.

Père, à l'âge de 16 ans, a passé 2 mois dans le service des vénériens, a subi un traitement mercuriel ; très chétif.

Mère saine, superbe de santé.

4 enfants, 3 sont morts, à 10 mois, à 9 mois, à 2 mois.

Le seul restant, Georges, a 4 ans.

Signes de syphilis. Toutes les dents sont tombées à peine sorties; les molaires seules existent et sont érodées.

D'après ce que raconte la mère, a été inerte pendant près d'un an avec les signes évidents de la pseudo-paralysie infantile; n'a marché qu'à 3 ans.

Rachitisme; tous les os du corps sont pris, pas un qui n'ait les stigmates du rachitisme.

Cet enfant a été nourri au sein pendant deux ans; et malgré la syphilis et le rachitisme il n'est pas chétif.

Obs. XXV. — Thuss..., Blanche, 9 ans 1/2.

Père débauché, ivrogne, s'est pendu.

Mère bien portante, forte.

Trois enfants. L'aîné, 6 ans, bien portant, sain. Le 2me, 4 ans, a été crochu, dit la mère, est droit maintenant. La 3me, Blanche, a été nourrie au sein jusqu'à 18 mois.

N'a d'autres signes de syphilis que des cicatrices fessières, dents superbes.

Rachitisme : tibias, radius, côtes, crâne natiforme.

Cette observation pourra paraître suspecte quant à la syphilis, mais je fais remarquer que l'enfant nourrie exclusivement au sein, pendant 18 mois, n'a aucune cause possible de rachitisme que la syphilis.

Obs. XXVI. — Bella..., Berthe, 3 ans.

L'enfant orpheline. Mère morte dans l'ivresse, père débauché.

4 enfants. Les 3 aînés sains.

La 4me, Berthe, présente des cicatrices anales, des dents érodées, molles, sans émail.

Rachitisme : toutes les épiphyses volumineuses, tibias tordus.

En tout, dans cette série, 17 observations qui ont été prises avec soin, dont les parents ont été vus. Il m'eût été facile d'en donner un beaucoup plus grand nombre parmi celles qui ne sont l'objet que d'un examen superficiel et rapide aux dispensaires du Havre.

Elles suffisent pour établir sans contestation que la syphilis infantile, étudiée au point de vue clinique, évolue vers le rachitisme qui ne peut dès lors être rapporté qu'à la syphilis.

Voici maintenant deux observations d'une importance très grande au point de vue de la doctrine de Parrot, car elles montrent toutes deux l'influence directe de la syphilis sur la production du rachitisme.

III. — OBSERVATION REMARQUABLE D'UN ENFANT INOCULÉ DE LA SYPHILIS ET DEVENANT RACHITIQUE

L'enfant Hang..., Louis, âgé de 7 mois, nourri au sein.

La mère a quatre enfants, trois bien portants.

Celui de 7 mois est atteint de phimosis. Il est opéré au dispensaire au mois de mai 1884, dans des conditions de sécurité absolue.

Le 10e jour, alors qu'il ne restait plus qu'un point de suppuration peu étendu, le docteur Lecène qui avait fait l'opération est appelé pour constater l'état grave du fourreau de la verge.

Il s'agit d'un chancre induré manifeste avec bubon inguinal également induré.

En recherchant la cause de cette inoculation, on acquiert la preuve qu'une voisine de la mère qui passait pour très habile de ses mains et qui changeait les compresses appliquées sur la verge de l'enfant, était atteinte de plaques muqueuses de la vulve. La contamination directe était manifeste.

L'enfant eut tous les signes de la syphilis acquise de l'adulte, roséole syphilitique, plaques muqueuses de la gorge. Il guérit, mais tous les os devinrent rachitiques comme le montre la photographie.

Aucun des autres enfants n'est rachitique.

Nous avons ici une véritable expérimentation de laboratoire, et je ne crois pas qu'on puisse douter un instant de l'influence directe de la syphilis sur le tissu osseux.

Une autre observation, la seule que je possède et toujours dans le même ordre d'idées, est relative à la production du rachitisme, après la contamination syphilitique des parents, lorsque antérieurement a cette contamination les enfants issus de ces parents étaient sains.

IV. — OBSERVATION D'UN 5me ENFANT DEVENANT RACHITIQUE APRÈS QUE LA MÈRE EUT PRÉSENTÉ DES SIGNES D'INFECTION SYPHILITIQUE LES QUATRE PREMIERS ENFANTS ÉTANT SAINS (OBSERVATION RECUEILLIE PAR LE DOCTEUR DARÈNE, DE BELLOY).

La famille F..., demeurant à Belloy, se compose du père, de la mère, de cinq enfants, deux filles, trois garçons.

Ouvriers aisés, ces gens ont une alimentation convenable et une hygiène satisfaisante. Les quatre premiers enfants sont indemnes de rachitisme et jouissent d'une bonne santé.

Quelque temps avant la naissance du dernier enfant, la mère a présenté divers symptômes qui ont été considérés comme les indices d'une infection syphilitique, et elle a subi un traitement institué dans ce sens.

Depuis cette époque elle a présenté à diverses reprises des affections cutanées réellement syphilitiques. Or le dernier enfant, âgé aujourd'hui de six ans, est atteint de rachitisme.

Il présente en effet des déformations notables de tout le système osseux, incurvation des os des membres inférieurs, déformation du thorax, courbure rachidienne sans mal de Pott, épiphyses volumineuses. On peut d'autant moins incriminer une autre cause du rachitisme que celle de la syphilis, que l'enfant a été nourri exclusivement au sein jusqu'à l'âge de 14 mois, et qu'après cette époque son alimentation a été tout à fait bonne et rationnelle.

Cette observation est aussi concluante que la première, car l'introduction chez les parents de la cause spécifique, la syphilis, a produit chez l'enfant des désordres spécifiques, ceux du rachitisme.

Concluons de tout l'ensemble de ces faits fournis par la clinique, qu'il y a un rapport étroit de cause à effet entre la syphilis et le rachitisme.

Malheureusement la clinique ne fournit pas seulement des faits favorables à la doctrine de Parrot, elle en fournit qui paraissent lui être absolument opposés. Ce sont ceux dont je vais maintenant parler.

V. — SÉRIE D'OBSERVATIONS DE RACHITISME OU IL A ÉTÉ IMPOSSIBLE DE TROUVER DES SIGNES DE SYPHILIS

Obs. XXVII. — Eud..., Éléonore, 20 mois.

Père et mère bien portants, 4 enfants, les aînés très bien portants.

La 5e, Eléonore, élevée au biberon, est bien portante.

Amenée au dispensaire à cause de ses déformations rachitiques.

Aucune trace de syphilis, dents superbes.

Crâne natiforme, tibias tordus, aplatissement des côtes.

Obs. XXVIII. — Olg..., 2 ans, fille.

Élevée au biberon. Santé superbe, grosse et grasse.

Aucun signe de syphilis.

Tibias tordus, poignets énormes, crâne normal.

Obs. XXIX. — Hauv..., Léopold, 3 ans.

Élevé au sein pendant 2 ans.

Enfant superbe, peau saine, muqueuses saines, dents saines et régulièrement rangées.

Rachitique : synostoses crâniennes, étranglement thoracique prononcé, tibias tordus, poignets gros.

Obs. XXX. — Lapell..., garçon, 2 ans.

Élevé au sein, dents saines, aucun signe de syphilis.

Crâne natiforme complet, forte torsion des tibias, poignets gros.

Obs. XXXI. — Ne..., Jeanne, 32 mois.

Enfant superbe. Cyphose dorso-lombaire très prononcée.

Rachitisme généralisé : tous les os des membres sont atteints, toutes les jointures sont nouées. La cyphose est due au rachitisme vertébral.

Aucun signe de syphilis ni chez l'enfant, ni chez les parents.

Quatre autres enfants sont sains.

Jeanne a été élevée au biberon, au lait de vache ; elle est grosse et grasse et d'une excellente santé.

Le traitement spécifique a fait disparaître la cyphose en six mois.

Obs. XXXII. — Bretonni..., garçon, 14 mois.

Superbe apparence.

Aucun signe quelconque de syphilis.

Présente un crâne énorme complètement déformé. — Tous les os des membres sont atteints.

Est sujet à des convulsions.

Obs. XXXIII. — Lefri..., Adrienne, 1 an.

Nourrie exclusivement au sein.

Aucun signe de syphilis.

Rachitisme des membres, des côtes, du crâne.

Obs. XXXIV. — Coll..., André, 1 an.

Mère morte en couches. Le père employé supérieur aux Ponts et Chaussées, a fait élever son enfant dans les meilleures conditions, au lait de vache, avec une surveillance de tous les instants.

L'enfant n'a pas eu une heure d'indisposition; il est gros, potelé et rose, et possède tous les attributs d'une belle santé. Aucune trace de syphilis, dents saines.

Cependant les tibias, les poignets, le thorax présentent les caractères du rachitisme confirmé.

Obs. XXXV. — Da..., Marcel, 2 ans.

Parents sains. — Enfant nourri au sein pendant 15 mois.

Toutes les apparences d'une belle santé.

Aucun signe de syphilis.

Tibias tordus, poignets gros.

Obs. XXXVI. — Cost..., Julienne, 19 mois.

Parents sains. Enfant nourrie au sein exclusivement jusqu'à 12 mois.

Superbe jusque-là. Elle est mise à l'usage du lait de vache et de soupes au lait, mais la mère la nourrit au sein la nuit.

Jamais cette enfant n'a eu ni indigestion, ni diarrhée. Ce n'est que vers 17 mois que la mère s'apercevant que l'enfant ne peut pas marcher, s'inquiète et à 19 mois elle appelle un médecin.

Rachitisme des tibias. Poignets énormes. Chapelet costal. Étranglement thoracique. Crâne normal.

La mère présente les deux incisives supérieures creusées en godet, à bords nettement tranchés, sans émail.

L'enfant soumis au traitement spécifique s'améliore rapidement.

Obs. XXXVII. — Mati..., Louise, 2 ans 1/2.

Enfant superbe, nourrie au sein exclusivement pendant 22 mois.

A 16 mois, alors que l'enfant n'avait jamais pris que le sein, les tibias se courbent et le squelette se déforme.

Je ne l'observe qu'après l'âge de 2 ans ; aucun signe de syphilis, dents saines.

Rachitisme des membres manifeste.

Étranglement thoracique.

La mère a deux autres enfants dont l'un a les tibias un peu incurvés.

Il serait fastidieux de continuer la relation d'observations qui se ressemblent toutes ; réunis en un tableau succinct, les cas suivants ont été observés pendant l'année 1884 :

VI. — RACHITISME SANS SYPHILIS

Nourris au biberon. — Aub..., Eugénie, 3 ans : tibias ; Leur..., Élisa, 2 ans : tibias, radius ; Guib..., Suzanne, 3 ans : tibias ; Guy..., Henriette, 17 mois : rachitisme généralisé ; Ch..., Florentine, 4 ans : tibias ; Dup..., Léon, 19 mois : rachitisme généralisé ; Leb..., Maurice, 2 ans et demi : rachitisme généralisé ; Leloup, Henri, 3 ans : rachitisme généralisé ; Beb..., Alfred, 3 ans : rachitisme ; Pier..., Victor, 2 ans : tibias ; Lepri..., Jules, 20 mois : rachitisme généralisé ; Bor..., Angèle, 3 ans : rachitisme.

Nourris au sein. — Han..., Marie, 21 mois : rachitisme généralisé ; Fie..., Jeanne, 17 mois : rachitisme généralisé ; Leb..., Marguerite, 2 ans : rachitisme des membres.

Soit 26 observations sans aucun signe de syphilis, sur lesquelles 7 ont été nourris au biberon, 9 au sein.

Ces observations sont évidemment en contradiction avec la doctrine de Parrot; la syphilis a été recherchée avec soin pour chacun de ces enfants, et rien, pas un signe ne l'a révélée. Il semble donc qu'il faut, en présence de ces faits contradictoires indéniables, ou bien renoncer à la doctrine de Parrot, mais alors tous les faits précédents que j'ai établis cliniquement et qui lui sont favorables, seront à leur tour inexplicables, ou bien examiner si la syphilis ne pourrait pas en rendre compte d'une manière indirecte. On pourrait supposer, en effet, que la syphilis étant une maladie d'évolution, comme l'a établi Parrot, imprime à toute une race des caractères spécifiques dont le rachitisme serait le dernier terme.

Cette hypothèse d'une race de rachitiques comme dernière évolution de la syphilis n'a rien en soi d'impossible; l'hérédité qui joue un rôle de plus en plus reconnu dans la genèse des maladies constitutionnelles, peut être invoquée sans difficulté à la seule condition qu'on trouve des faits qui permettent cliniquement de s'y attacher. Le Dr Gibert, du Havre, a donné une observation importante qui trouve sa place ici.

La famille Delar..., famille d'ouvriers, habite la rue des Viviers, au 3e étage. Cette rue est largement exposée au vent de la mer; l'appartement a deux pièces, dont une très grande, où couchent les enfants, est parfaitement aérée.

La mère est une femme de 40 ans, forte, magnifique de santé, et qui n'a jamais été malade. Sa fille aînée a 20 ans, elle est superbe et pas un de ses os n'est malade; mais elle est la fille d'un premier mari.

Les autres enfants sont tous ou ont tous été rachitiques, excepté le dernier qui a 8 mois. La mère affirme que malgré la beauté de cet enfant il se nouera comme les autres. Elle le dit parce que tous ses enfants, nourris au sein par elle, ont eu une première enfance superbe.

Tous vers 12 à 14 mois ont commencé à se nouer, à l'époque de la dentition, dit-elle, à l'époque, dirai-je, où la constitution diathésique évoluait dans le sens du rachitisme. L'aîné est mort à 4 ans, il y a 8 ans, et quand il est mort, tous ses os étaient malades. Le second qui a 10 ans a eu tous les os longs atteints et le thorax étranglé. Aujourd'hui il se redresse et les traces du rachitisme disparaissent. Le troisième, 9 ans, de même. Le quatrième, 6 ans, a ses tibias odieusement tordus. Le cinquième est au sein.

Tous ces enfants ont des dents superbes et une peau d'une blancheur remarquable sans traces de cicatrices, sauf la petite fille de 9 ans, dont toutes les dents de la première dentition étaient ulcérées, puis nécrosées. Je conclus de cette observation que si sa fille aînée a échappé au rachitisme, c'est qu'elle était d'un autre père, que la mère est saine, qu'elle n'a jamais été syphilitique. Si le premier mari et cette femme ont eu une enfant saine et non rachitique, il me paraît évident que c'est le second mari qui est la seule cause du rachitisme de tous les enfants du second lit. Il ne présente aucun signe actuel de vérole, il est vrai, mais il a été rachitique jusqu'à l'âge de 16 ans. « A Cherbourg, où je suis né, me disait-il, on ne me connaissait que sous le nom du Crochu.» Aussi cet homme n'a-t-il eu aucune inquiétude quand il a vu tous ses enfants crochus comme lui : « Ils se redresseront plus tard », disait-il, et en effet, l'aîné, le garçon de 10 ans, voit ses tibias se redresser à mesure qu'il grandit.

Dans cette famille il est bon de noter qu'un seul des enfants a présenté des dents non seulement ulcérées, mais qui se sont nécrosées et sont tombées avant l'apparition de la deuxième dentition.

A cette observation, je puis en ajouter une autre qui présente le même genre d'intérêt.

La famille G... est composée d'un père bien portant très robuste, de la mère, dont le crâne est rachitique et qui a les deux incisives supérieures atteintes d'ulcérations cupulliformes.

Cinq enfants, garçons, tous rachitiques, et tous avec des crânes malformés par le fait de synostoses qui ont épaissi les sutures. Tous ont eu des convulsions pendant les premières années de l'enfance, tous ont une intelligence au-dessous de la moyenne. L'un de ces enfants, le 3me âgé de 12 ans, a des crises épileptiques continuelles, il est méchant, absolument dénué de toute sensibilité et est un véritable fléau de famille.

Son crâne est natiforme, les sutures sont épaisses, le rachitisme des membres quoique peu accusé existe néanmoins soit aux membres thoraciques, soit aux membres abdominaux.

Cet enfant est soumis pendant 2 ans à l'usage quotidien du sirop iodo-hydrargyrique, et l'amélioration s'accentue rapidement.

Les convulsions cessent et, résultat plus important, la circonférence crânienne diminue d'un centimètre au bout de six mois de traitement.

Au moral, changement radical: la sensibilité morale qui était nulle se manifeste par des larmes (jusque-là il n'avait jamais pleuré) et par une puissance d'affection qu'on ne lui connaissait pas. Il a pu entrer dans une école et apprendre à épeler.

Les autres enfants ont tous des crânes rachitiques.

Deux observations ne sont pas suffisantes pour établir qu'il existe des races de rachitiques, mais c'est le commencement de recherches nouvelles qu'il faut faire avec soin dans les familles, sans se contenter de l'examen superficiel qu'on fait habituellement à l'hôpital ou au dispensaire.

Mais j'écarte l'hypothèse de races de rachitiques puisqu'elle n'est pas suffisamment établie, et je me demande comment il est possible d'expliquer la naissance et le développement du rachitisme dans tous les cas où on ne trouve aucune trace de syphilis.

Ce sont certainement ces cas qui ne rentrent pas dans le cadre de la doctrine de Parrot, qui seront invoqués en faveur de l'étiologie courante et banale de l'alimentation vicieuse, mais cette ressource échappe évidemment à ceux qui soutiennent cette hypothèse, si l'on veut bien étudier avec soin les observations que je viens de rapporter.

En effet, six de ces enfants sont nourris au sein, sont superbes de beauté, et l'alimentation vicieuse n'a rien à voir dans la production de leur rachitisme ; si cette cause n'a pu produire le rachitisme de ces enfants, pourquoi produirait-elle celui des autres.

Il vaut mieux avouer qu'il existe une lacune à combler et qu'actuellement il reste à établir par quelle voie le rachitisme, syphilitique dans un grand nombre de cas, se présente indemne de toute contamination syphilitique dans un grand nombre d'autres.

Il y a là un problème étiologique qui mérite d'exercer la sagacité des hommes placés à la tête des services d'hôpitaux d'enfants.

Je puis donner ici une observation, qui montre bien de quelle difficulté est entourée cette recherche.

Il s'agit de :

Deux jumeaux, Maza..., bretons, garçons, âgés de 14 mois, tous deux nourris au sein et dont l'un est rachitique avec genu valgum et dont l'autre ne l'est pas. Ni chez l'un ni chez l'autre, ni chez le père ni chez la mère, on ne trouve de syphilis.

On ne peut pas plus incriminer l'alimentation vicieuse, puisque la mère les a nourris et les nourrit encore exclusivement au sein.

OBJECTIONS FAITES A LA DOCTRINE DE PARROT

Je crois devoir dire quelques mots très brefs, d'ailleurs, des objections qu'on a faites à Parrot et qui me paraissent sans grande valeur.

PREMIÈRE OBJECTION

Si la doctrine de Parrot étrait vraie, tous les syphilitiques devraient être rachitiques ?

J'ai pu suivre l'histoire de 61 enfants syphilitiques dès leur naissance ou les premières semaines de leur vie. Seize sont morts, soit une proportion de 28 0/0. Sur les 45 vivants, aucun n'est devenu rachitique, mais tous ont été soumis au traitement mercuriel. Dès lors, leur syphilis n'a plus suivi sa marche naturelle, car rien n'est plus intéressant que de voir la rapidité avec laquelle le mercure donné à très petites doses, transforme et guérit les petits syphilitiques.

Il ne paraît donc pas logique de faire valoir cette objection.

Quant aux rachitiques qui n'ont pas été soignés, ils se présentent à l'observation à un âge relativement avancé de 18 mois à 3 ans, à une époque où il est bien difficile de retrouver les stigmates de la syphilis qui a pu évoluer d'elle-même vers la guérison.

La question d'âge résout donc l'objection, et il est juste d'ajouter que Parrot avait insisté d'une façon toute particulière sur l'apparition toujours tardive du tissu spongoïde après la disparition des deux premiers types : ostéophytes durs et atrophie gélatiniforme.

DEUXIÈME OBJECTION

Si le rachitisme est syphilitique dans sa cause il doit conférer l'immunité, et les rachitiques ne doivent pas être aptes à contracter la vérole. Or, les Drs Galliard et Giraudeau ont apporté des faits qui montrent la possibilité de l'infection syphilitique après la naissance de petits rachitiques avérés.

Parrot prévoyant cette objection, a spécialement insisté sur le fait que le rachitisme syphilitique ne conférait pas d'immunité. Qu'y a-t-il à cela d'étonnant ? La question d'immunité dans les maladies infectieuses est à peine étudiée, et il est facile de voir dans la thèse toute récente de M. W. Dubreuilh, pour l'agrégation, qu'il n'y a aucune communauté de doctrine quant à l'immunité conférée soit par un premier chancre, soit par la syphilis héréditaire (Dubreuilh, page 116).

Les objections faites par les docteurs Galliard et Giraudeau, ne porteront que lorsqu'on sera édifié sur l'immunité conférée par la syphilis héréditaire.

CONCLUSIONS

1° L'alimentation au sein du nouveau-né est la seule qui donne à l'enfant une quantité considérable de phosphates.

2° Les bouillies faites, soit au pain (mie et croûte), soit avec des farines diverses (froment, orge, avoine, pois, fèves, lentilles), contiennent une quantité suffisante de phosphates pour la solidité du squelette.

3° Quand l'alimentation du nouveau-né ne contient pas un chiffre suffisant de phosphates, elle produit l'ostéomalacie et non le rachitisme.

4° L'étiologie banale du rachitisme par l'alimentation dite vicieuse, est erronée.

5° La doctrine de Parrot, que le rachitisme est une évolution de la syphilis héréditaire, est vraie dans un grand nombre de cas.

6° Il y a lieu d'étudier la question de savoir s'il existe des races de rachitiques engendrant des rachitiques.

7° Un nombre important de cas de rachitisme échappent à la démonstration qu'ils sont d'origine syphilitique.

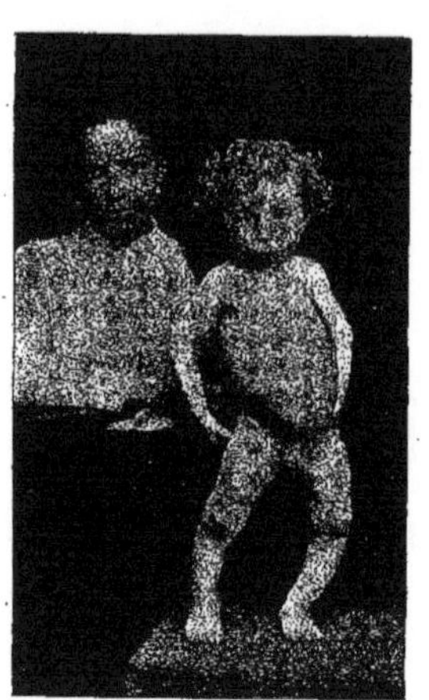

Rachitique syphilitique.

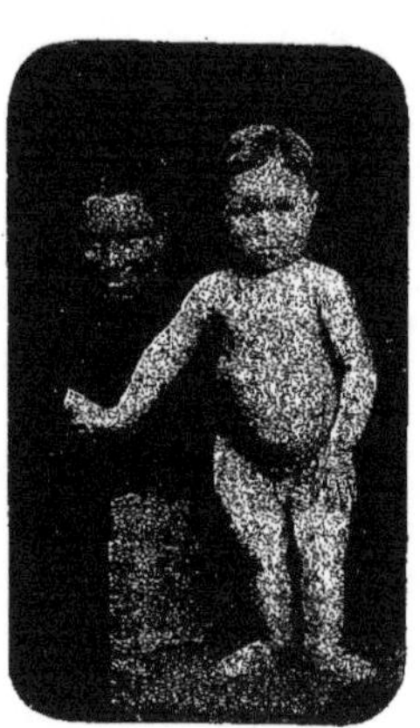

Rachitique non syphilitique.

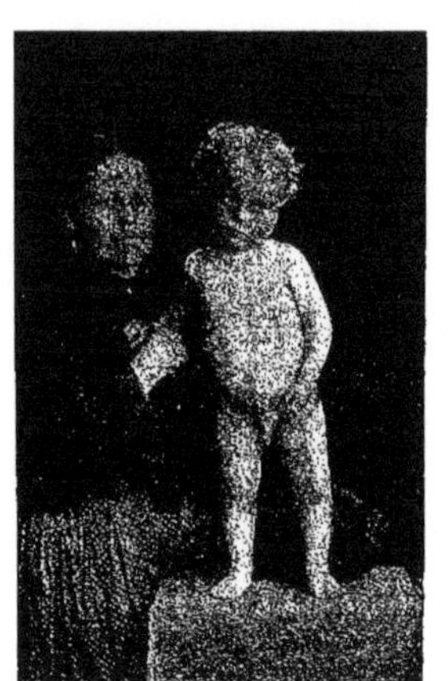

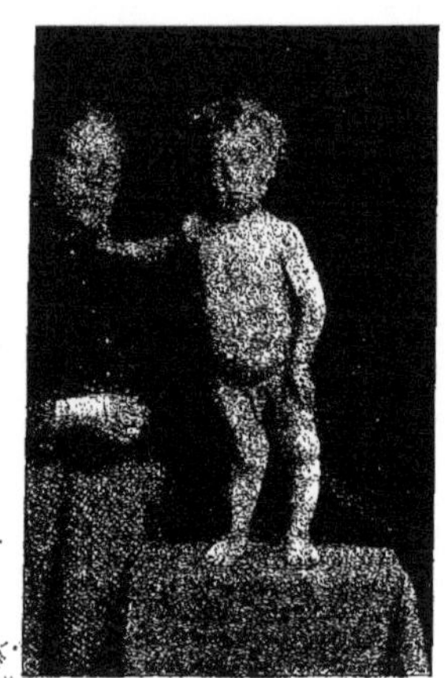

Deux jumeaux élevés au sein ; l'un non rachitique, l'autre rachitique.

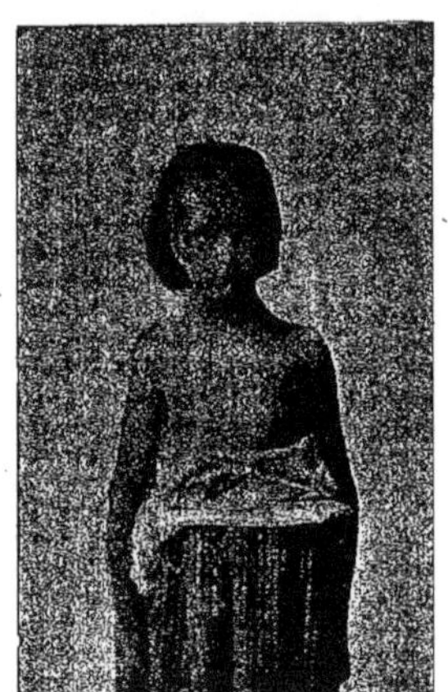

Ostéomalacie.

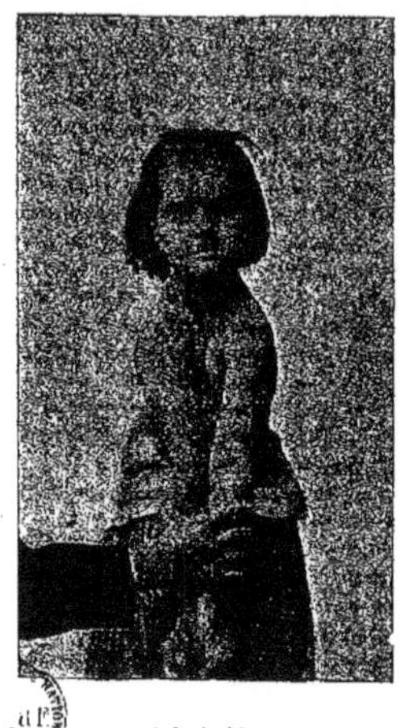

Aclaviculée.

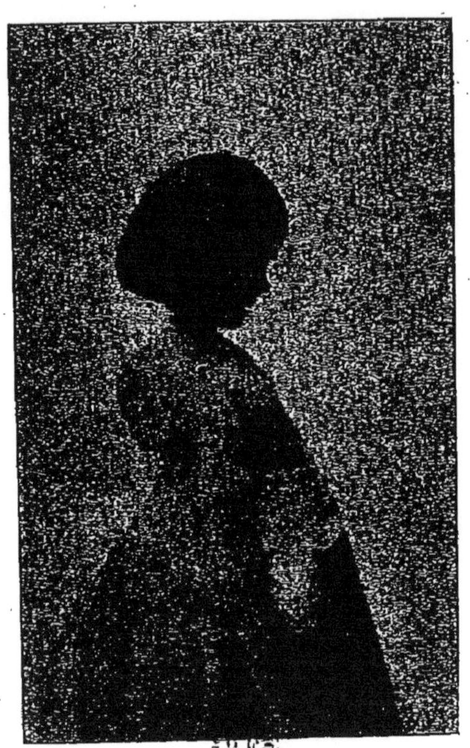

Ostéomalacie.

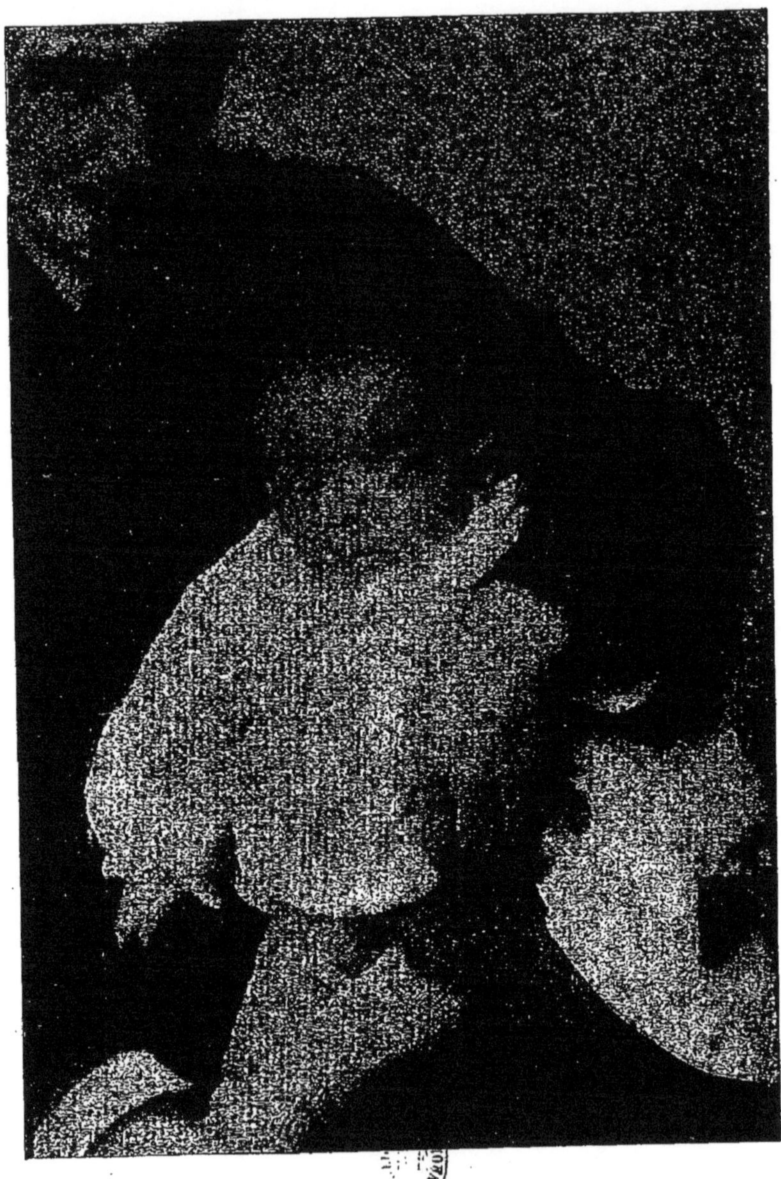

Rachitisme crânien type.

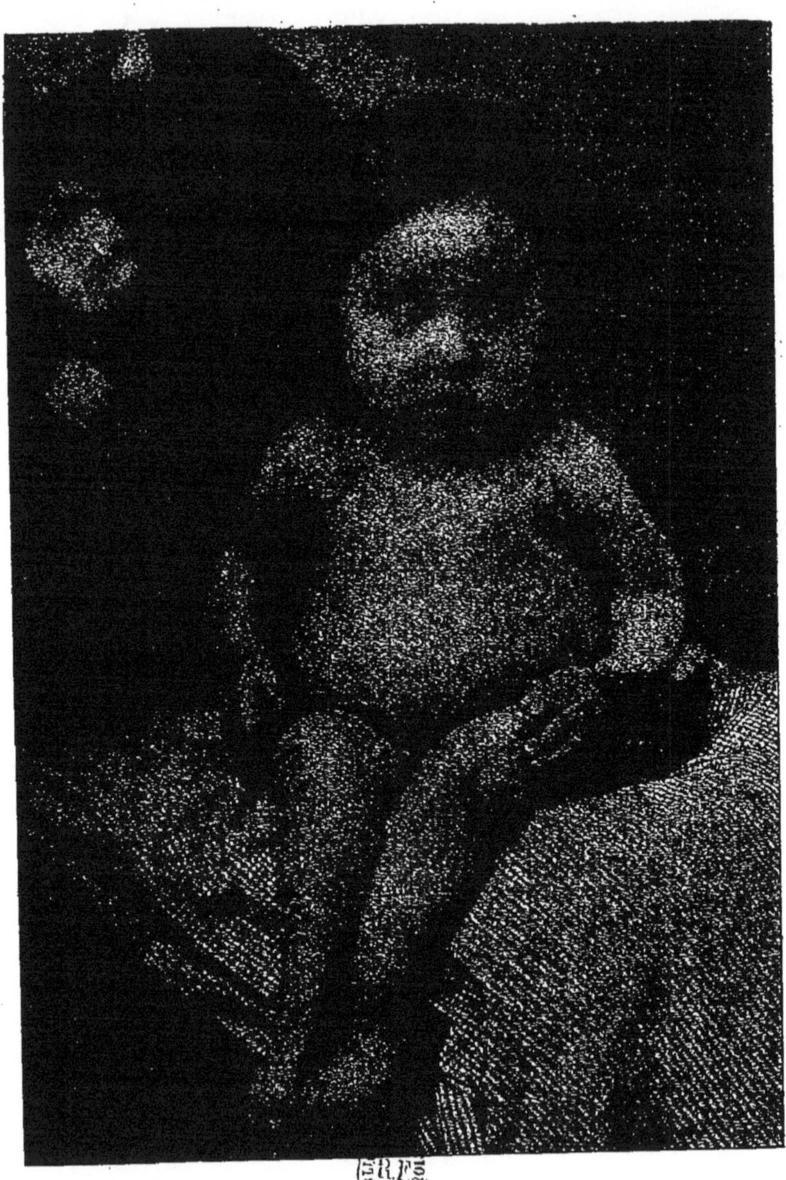

Syphilis et rachitisme.

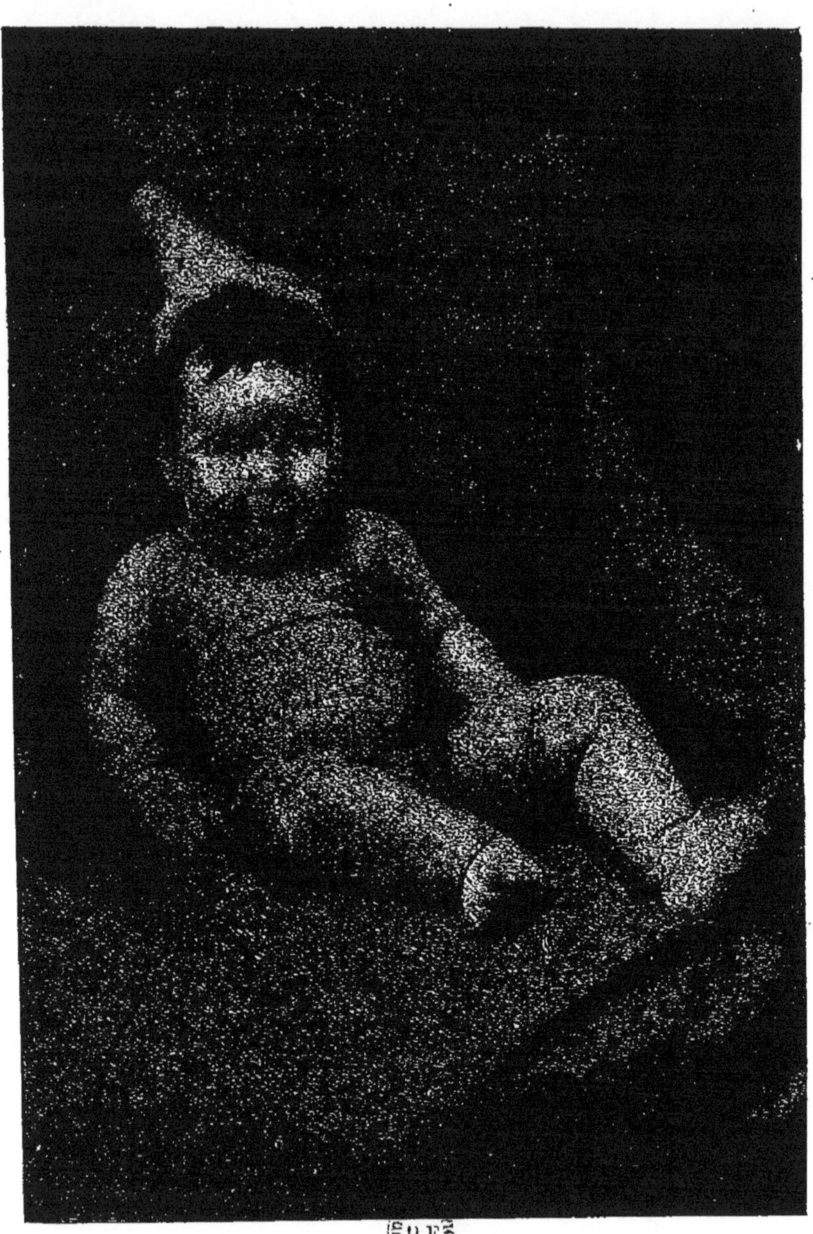

Rachitique gras, nourri au biberon.

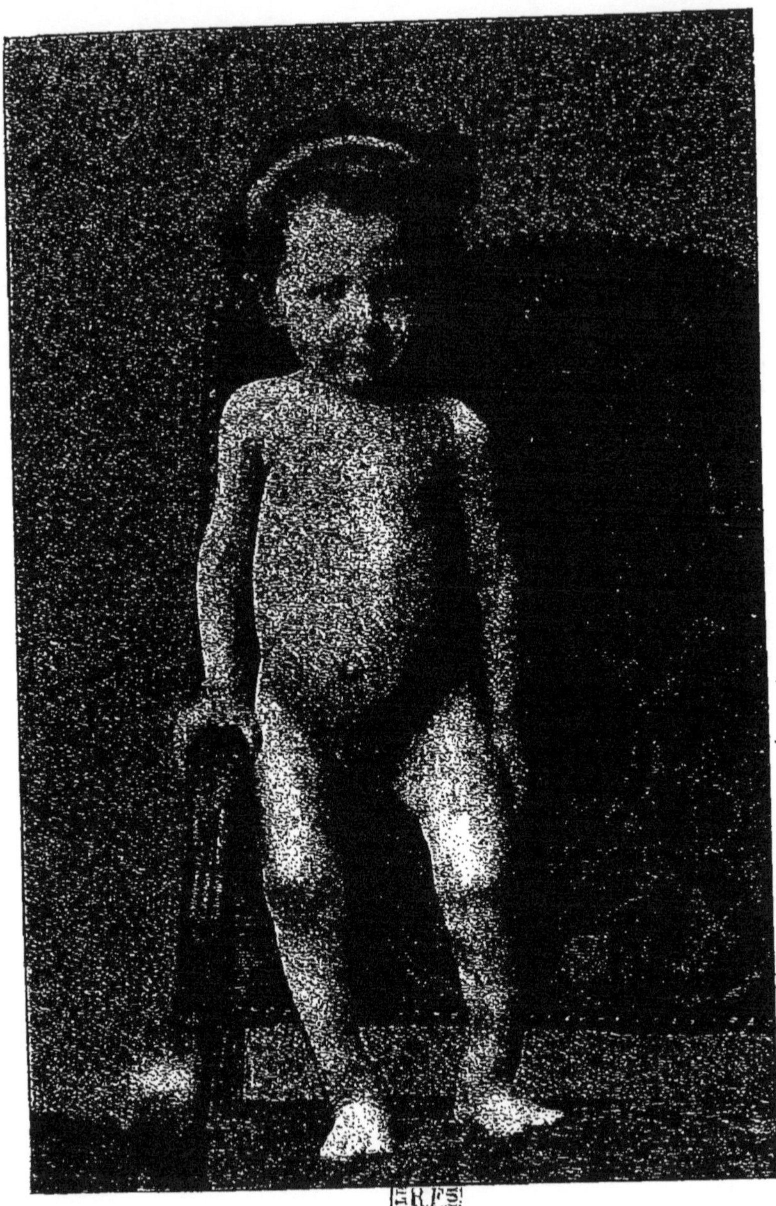

Rachitique non syphilitique.

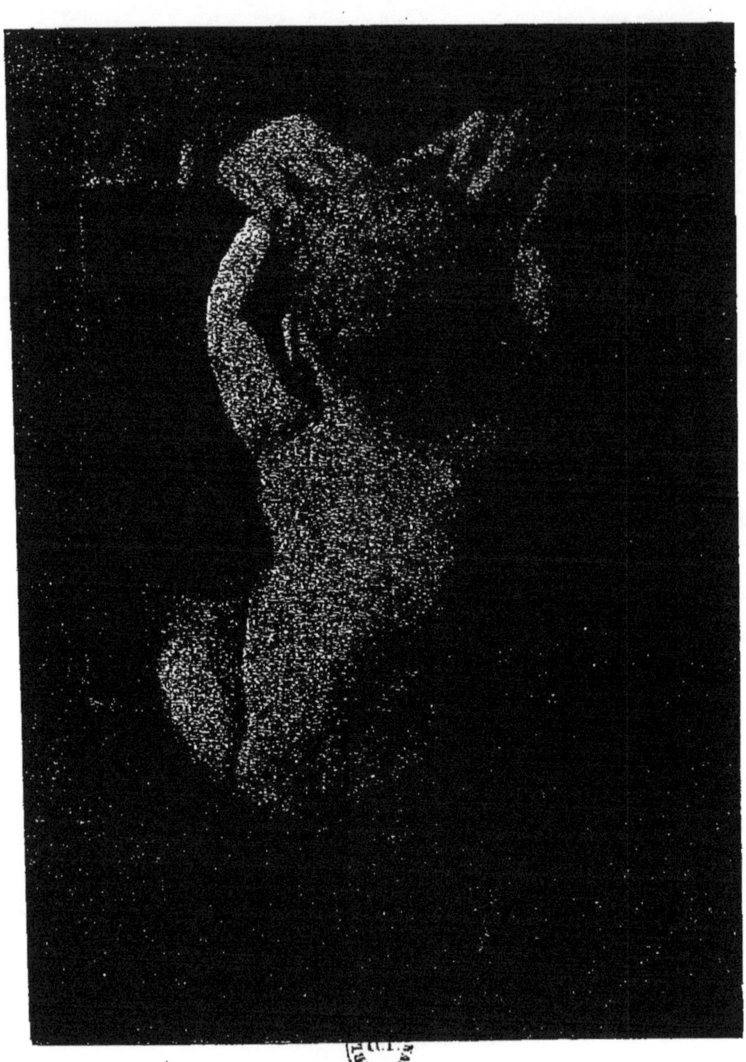

Rachitisme généralisé.

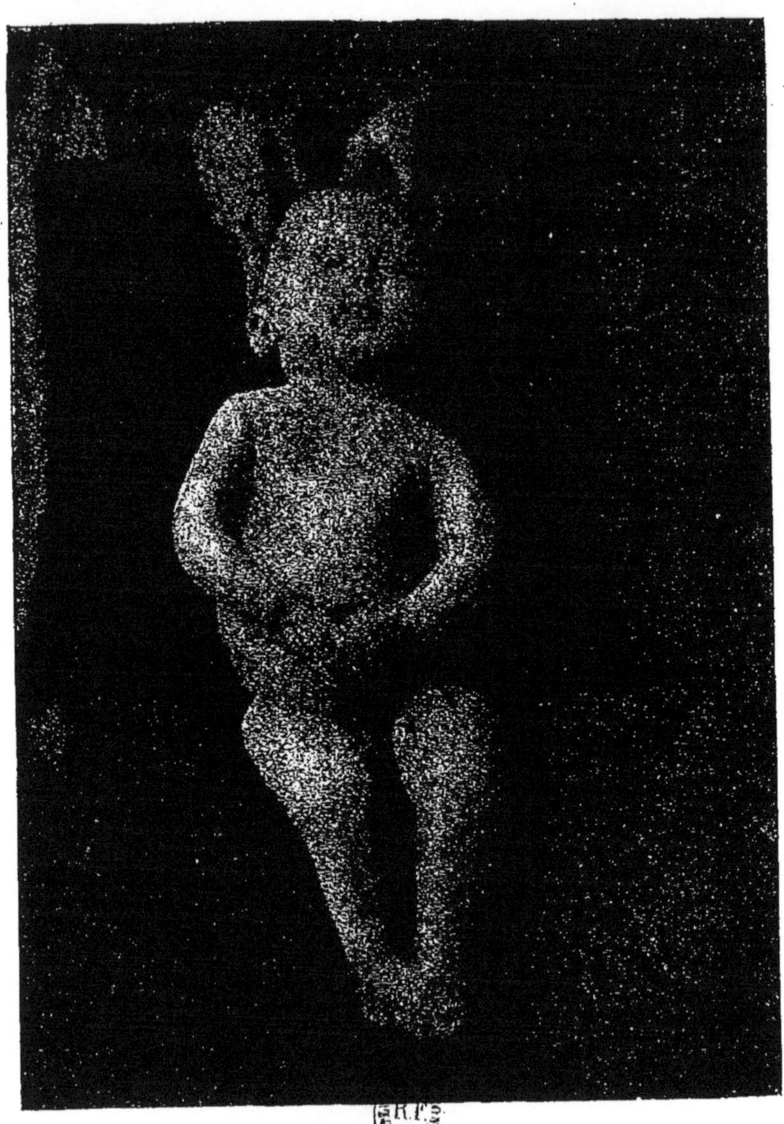

Rachitisme généralisé, syphilitique. Fractures multiples.

www.ingramcontent.com/pod-product-compliance
Ingram Content Group UK Ltd.
Pitfield, Milton Keynes, MK11 3LW, UK
UKHW012255240726
13966UKWH00004B/1424